Salve
su riñón

Pedro Fonte Gonzalez

Published by
HENRYFB
Maracaibo, Venezuela

1era Edición

ISBN-13: 978-1541014589
ISBN-10: 1541014588
CreateSpace ISBN.

Salve
su riñón

Pedro Fonte Gonzalez

Preliminar

Proponerme escribir este libro de auto ayuda para los pacientes con Enfermedad Renal Crónica esta motivado por el grado de deterioro psíquico y físico que sufren cuando son llevados a la consulta de nefrología y se les explica que deben someterse a diálisis.

Este libro no servirá para polemizar sobre el uso o no de esta forma terapéutica, y cuestionar su eficacia científica.

Considero que el respeto a la vida, es también el respeto a la calidad de cómo podemos vivirla. En un mundo dominado por el interés del dinero, el enfermo ocupa un lugar cada vez mas alejado de lo que llamaría ética médica social.

El conocimiento hará del enfermo renal, mas consciente a la hora de tomar decisiones, sabrá que su órgano puede ser reprogramado hacia un nuevo estado de salud y que el disfrute a una vida plena, con respeto a su persona y a los seres queridos que lo rodean, es el verdadero sentido de la existencia del hombre.

Fuera de un experimento de laboratorio para mantener una vida, cuyo único sentido es dejar que digan que estamos vivos, constituye un eufemismo y un irrespeto a la misma historia personal de cada uno de nosotros.

¿Puede salvar su riñón un paciente con enfermedad renal?

Esto depende del grado de deterioro, pero en el curso de mis investigaciones pacientes con disminución de la función renal y creatininas elevadas no tuvieron necesidad de diálisis. Existe una resistencia tanto en el enfermo como en el personal médico a considerar la importancia de la dieta dentro del proceso curativo, soy de la opinión que someter a los pacientes a equipos de filtración sanguínea artificial, no solo modifican su calidad de vida, sino que no ofrecen ninguna garantía para prolongarla después de un tiempo determinado.

Los conceptos médicos sobre ética y muerte deben ser revisados. Atrás han quedado los siglos de fanatismo religiosos, deslumbramiento por las diferentes fases de los conocimientos, desde los aspectos anatómicos hasta la influencia de los medicamentos sobre el cuerpo humano, pasando por lo filológico y bioquímico. Prolongar un día en la vida no significa un logro medico. La vida del hombre es la continua serie de acontecimientos en los que el tiene la posibilidad de participar activamente, definiendo su existencia como un proceso de mutuo intercambio en respeto a su actuación personal, determinado su alcance jurídico, religioso y moral

7

por la sociedad en que vive. El medico esta obligado a ofrecer su conocimiento solo para optimizar la calidad de vida del hombre que confía en él.

¿Cómo se hace este cambio?

No existe un acto de magia, ni pócima milagrosa en este proceder. Es un trabajo mancomunado entre el medico, instituciones y pacientes .Se trata de un cambio de la manera de ver la vida y un conocimiento a fondo de la enfermedad, elementos ambos que explicaremos en el transcurso de nuestro libro. El hecho de explicar el resultado de las investigaciones solo apoya la idea de la voluntad de aquellos que desearon curarse.

¿Qué son los riñones?

Los riñones son los órganos excretores que poseen los humanos, para eliminar a través de la orina las sustancias toxicas de todo lo que entra a su cuerpo. Tienen la forma de frijol y un tamaño aproximadamente de un puño cerrado. Estos órganos pares, forman parte de lo que se llama sistema excretor, el derecho descansa debajo del hígado y el izquierdo adyacente al bazo. Después de procesar el plasma sanguíneo en su filtro llamado nefrona la orina resultante pasa al uréter que es un tubo por el que se conduce la orina hasta la vejiga ,otro receptáculo que almacena la orina y permite que esta salga por la uretra, otro tubo corto que desemboca en los genitales.

Todo lo que se incorpora al organismo a través de la dieta, pasara a la sangre y de esta en forma de plasma será filtrado por el riñón. Sin embargo existe un sistema de vigilancia para detectar sustancias extrañas, responsable del empeoramiento funcional por apoptosis -muerte de la células-, se trata de citocromo P-450 que tratara de reducir el impacto de estos químicos, pero con la subsiguiente formación de radicales libres, que deterioran la base molecular y la citoextructura del riñón.

¿La nefrona es importante?

Los seres humanos solo tienen de un millón a tres millones de estos filtros, se le denomina unidad funcional, porque pasan el plasma a través de una membrana que actúa como una malla, que no deja pasar las moléculas grandes como las albúmina y las inmunoglobulinas que son sistemas de protección de nuestro organismo ante las infecciones. La insipiente orina es llevada a una serie de túbulos (proximal, Asa de Henle, distal y colector) y en cada uno de ellos se obtiene la creatinina, urea, acido úrico, y electrólitos como potasio, fósforo, magnesio, sodio. Los medicamentos que se usan para la Enfermedad Renal Crónica actúan en diferentes partes de estos túbulos.

¿Cuál es el concepto de Enfermedad Renal Crónica?

Como bien lo explica el término es una Enfermedad de los riñones, de carácter crónico, es decir los trastornos en su funcionamiento ha llevado al órgano a un deterioro irreversible en su estructura funcional más importante: La nefrona.

No existe forma de recuperarla porque no se regenera y solo el trasplante renal sustituye un riñón malo por otro en buenas condiciones, pero esta posibilidad esta muy lejos para las personas de escasos recursos económicos.

¿Puede regenerarse un riñón?

El riñón en desarrollo contiene una población de angioblastos residentes, -células que puede dar lugar a los capilares glomerulares, pero cuando se ha alcanzado la etapa adulta esto se detiene. Sin embargo, los experimentos con trasplantes también sugieren que otras células (no procedentes del riñón del dador) también contribuyen a la formación de capilares, y esto es muy importante para nuestro trabajo.

Es el sistema del factor de crecimiento vascular endotelial (VEGF) y sus receptores. En los podocitos se expresan múltiples isoformas de los VEGF y los receptores son expresados por los angioblastos y las células endoteliales. Se considera que el VEGF actúa no sólo como factor de crecimiento sino también como inductor de diferenciación para las células endoteliales. La presencia de factores que interfieren con el sistema del factor de crecimiento vascular endotelial (anticuerpos o receptores solubles) se asocia con trastorno importante de la vascularización glomerular durante el desarrollo y con proteinuria en los adultos.

Planteo dos elementos de vital importancia:

-Desde las edades tempranas las alteraciones en un estilo de vida inadecuada, puede predisponer a una futura enfermedad renal crónica.

-Una dieta curativa, con un estilo de vida saludable estimula al Sistema del factor de crecimiento vascular endotelial mejorando el aspecto regenerativo del riñón. Es lo que llamaríamos reprogramación del sistema.

¿Tiene algo que ver este concepto con la informática?

Es una idea que viene dada por la Filosofía analítica. Y descansa en el hecho de que cada órgano esta codificado desde el punto de vista genético -molecular, para funcionar en determinadas condiciones. Al modificar estas tiene que existir una reprogramación del órgano y sus funciones. La continua reprogramación nos aleja cada vez mas del equilibrio, creándose nuevas organizaciones genético –moleculares a partir del caos.

¿Cuál es la importancia de la Membrana basal glomerular?

Es una membrana gruesa que reposa entre el endotelio glomerular y el epitelio visceral (podocitos). En forma semejante a otras membranas basales, la MBG está integrada por laminina, colágeno tipo IV y proteoglicanos. La importancia de la MBG en la filtración glomerular se demuestra en organismos con deficiencias genéticas. Cualquier mutación en genes que codifican cualesquiera de los tipos de colágeno tipo IV se asocia con glomerulonefritis hereditaria (síndrome de Alport, en el hombre) o una patología más leve que se conoce como enfermedad de la membrana basal delgada.

Las observaciones indican que la MBG no sólo es importante para el mantenimiento de la barrera de filtración sino también en la organización de la vasculatura de los glomérulos al aportar las señales necesarias para el ordenamiento adecuado de las células endoteliales, epiteliales y mesangiales.

¿Qué produce una Enfermedad Renal Crónica?

Los textos médicos citados en las referencias que sirvieron de estudio para este libro (1,2,3,4,5) citan los Problemas arteriales, es decir si al órgano no le llega suficiente sangre oxigenada y con nutriente, debido a enfermedades tales como Hipertensión Arterial y Diabetes Mellitus este se va maltratando. Es también importante la enfermedad denominada Riñones Poliquísticos, de carácter hereditario y que pueden tenerlo varios miembros de una misma familia, se trata de quistes que ocupan en su totalidad todo el riñón y evitan que funcionen bien.

Le sigue en grado de daño las Enfermedades Autoinmunes, que son una serie de molestias que suceden cuando el organismo elabora anticuerpos contra sus propios órganos, tejidos y articulaciones, inflamándolos. Este es el caso del Lupus eritematoso sistémico y la Esclerodermia.

Las infecciones renales constantes y mal curadas, los cálculos renales o piedras de los riñones, y Prostatitis que producen una obstrucción al libre paso de la orina son igualmente causas graves de insuficiencia.

Tener cualquiera de estas enfermedades y desatenderlas con tratamientos incompletos o en el peor de los casos no darle importancia hará que su riñón falle de forma crónica.

¿Que experimenta un enfermo crónico?

El riñón es el filtro a través del cual se eliminan todas las sustancias toxicas, por lo que lo primero que sentirá es malestar general y fatiga, también existe picazón en todo el cuerpo, dolor de cabeza, perdida de peso y constantes deseos de vomitar. Posteriormente aparecen los edemas, que son la inflamación de los pies por retención de líquidos, mal aliento, sed intensa, trastornos del sueño y cambios de coloración de la piel: En los de piel oscura esta se torna clara y los de piel clara se adquiere una coloración oscura, de tipo verdosa.

¿Qué debe indicar el medico?

Un análisis de orina puede revelar albuminuria es decir presencia de albúmina en la orina y u otros cambios. Estos cambios pueden surgir desde 6 meses hasta 10 años o más antes de que aparezcan los síntomas. La presencia de hematíes en la orina te orienta a la presencia de cálculos renales, infecciones, o tumores, los leucocitos son signos de infección urinaria, los eosinófilos solo están presente en las nefritis intersticiales, mucha sangre acompañada de hipertensión es diagnostico de Glomérulonefritis que se trata de infecciones donde se inflama el glomérulo, los cilindros urinarios, son observados en la con necrosis tubular aguda y los cristales oxalatos de calcio se vinculan con cálculos renales` producidos por la asociación de alimentos que contengan calcio como son el huevo, la leche ,el queso y plátanos, frijoles, alcachofas, y zanahorias .

¿Por qué su medico le indica creatinina?

La creatinina es la manera más simple y rápida para determinar la correcta función de los riñones. Es un compuesto de desecho producido por el organismo a partir de la degradación de la creatina, un nutriente de los músculos. La creatinina solo se elimina por la orina, es por eso que conociendo sus niveles normales nos orienta como esta el riñón.

¿Cómo se interpreta las cifras de creatinina?

En los Estados Unidos, los niveles de creatinina son típicamente expresados en mg/dL(miligramos por decilitros), mientras que en Canadá y Europa puede ser usado μmol/litro [μM](Miliosmol por litros). Ejemplo:1 mg/dL de creatinina son 88.4 μmol/l. Esto son sistemas de medidas para leer la concentración de creatinina tanto en sangre como en orina.

En sangre las cifras de referencia para las mujeres es estimado de 0.5 a 1.0 mg/dL (cerca de 45 a 90 μmol/l), para los hombres es de 0.7 a 1.4 mg/dL (60 a 110 μmol/l). Mientras que una línea base de 2.0 mg/dL (150 μmol/l) de creatinina en el suero puede indicar una función normal del riñón en un fisioculturista masculino, una creatinina del suero de 0.7 mg/dL (60 μmol/l) puede indicar una enfermedad renal significativa en una frágil mujer anciana.

Cifras crecientes de creatinina indica daño del riñón, mientras que valores de creatinina que disminuyen después determinado tratamiento indican una mejora de la función del riñón. Para tener una idea aproximada de las función con respecto a las cifras puede multiplicar 78 por los valores dados en mg/dl (miligramos por decilitros) y en el caso que se las cifras estén en mmol/l (miliosmol por litro) se divide entre 78. Ejemplo un paciente con creatinina en 500mmol/l su valor aproximado en miligramos por decilitros es 6.4mg/dl.

¿Qué sucede cuando la creatinina esta elevada?

Los servicios de nefrologías indican que debe iniciarse la diálisis cuando la creatinina esta por encima de 8.5mg/dl, otros como es el caso de Venezuela están sugiriendo la Diálisis si las cifras superan los 6mg/dl. La creatinina se eleva como explicamos anteriormente en los problemas vasculares como anemia, insuficiencia cardiaca descompensada, hipertensión arterial, deshidratación, ejercicio, coito, prostatitis, e infección urinaria. Sin embargo no debe desestimarse el filtrado glomerular que por debajo de 60mililitros por minutos, siendo obligado la indicación de diálisis por debajo de 30mililitro por minuto.

¿Qué es el filtrado glomerular?

El riñón filtra el plasma sanguíneo a través de sus glomérulos que es densa red capilar llamada glomérulo. La sangre fluye en estos tubos capilares a través de una ancha arteriola aferente y se va a través de una más estrecha arteriola eferente. La presión arterial dentro de estos tubos capilares es alta porque la arteria renal contiene sangre a una muy alta presión que entra al glomérulo hacia la arteriola aferente que es muy corta y sale por la arteriola eferente que tiene un diámetro más pequeño que la arteriola aferente.

Esto hace que la velocidad normal con la que se filtra es de de 80 a 125 mililitros por minutos, esto hace un volumen de orina en 24 horas de 1500 a 2000 mililitros de orina. Se filtra por la presión que obliga a moléculas pequeñas como el agua, la glucosa, cloruro de sodio, la albúmina, la urea y la creatinina entre otros a pasar a través de la membrana basal del glomérulo hacia la nefrona.

¿Como sabemos que están fallando nuestros riñones de forma simple?

Mida el volumen de su orina en 24 horas. Si esta orinando menos de un litro y medio en todo un día, debe de asistir al medico y pedir un chequeo de función renal.

¿Qué es la urea?

Es el resultado final del metabolismo de las proteínas, se forma en el hígado a partir de la destrucción de las proteínas .Los valores normales son de 7 a 20mg/dl y puede estar elevado en eventos como la deshidratación, dieta con exceso de proteína, problemas renales, y obstrucciones renales.

¿Qué son los electrolitos en sangre?

Se trata de concentraciones de calcio, sodio, potasio, cloro, magnesio y bicarbonato .Su cantidad en sangre determina que el pH se mueva con tendencia a lo acido o lo básico, afecta el movimiento del agua y el buen comportamiento de los músculos y otros procesos metabólicos.

En la Enfermedad Renal Crónica cambia los resultados de algunos de estos exámenes, como son Potasio, magnesio y fósforo, por lo que el medico indica el ionograma.

¿Cómo se encuentra el calcio?

El calcio que se mide en sangre, es el calcio libre, decir no este adherido a proteína. Lo necesitan las células para trabajar, actúa en los procesos de contracción muscular, conducción del impulso nerviosos, secreción de hormonas, coagulación de la sangre, además de formar huesos y dientes. Los valores normales pueden variar ligeramente de un laboratorio a otro: Niños de 4.4 a 6.0 miligramos por decilitro (mg/dL) y Adultos de 4.4 a 5.3 mg/dL.

En la Enfermedad Renal Crónica el calcio esta disminuido, por lo que es importante comer alimentos que contengan calcio o suplementos de calcio, pero debemos tener cuidado existen condiciones que hacen que este análisis puedan dar un falso positivo: No debe comer, ni beber nada por lo menos 6 horas antes del examen, no tomar sales de calcio, queso, huevo por lo menos 24 horas antes del examen, suspender el tratamiento de diuréticos tiazidicos como la Hidroclorotiazida, tratamiento con litio, Hidralazina y tiroxina (hormona tiroidea).

Es importante el calcio en la Enfermedad Renal Crónica, ayuda a mejorar esa debilidad muscular que siempre esta presente en la enfermedad además de otros procesos que explicamos en párrafos anteriores.

¿Es necesario realizarse un Examen de la Densidad Mineral Ósea (DMO)?

No es necesario. El examen de calcio bajo es orientativo en

la Insuficiencia Renal Crónica y estará con puntaje negativo bajo en la DMO que mide la cantidad de calcio y otros tipos de minerales presentes en una sección del hueso. El médico utiliza este examen, junto con otros factores de riesgo, para predecir el riesgo de fracturas óseas en el futuro, el cual es más alto en personas con osteoporosis. Las mujeres mayores de 65 y hombres mayores de 70 años, son los de mayor riesgo, y solo es indicado en paciente con menor edad cuando existe un riesgote fractura precoz. Una puntuación T entre -1 a -2.5, indica perdida de material óseo, y -2.5, osteoporosis que es una perdida grave.

¿Puede comer pescado un paciente con Insuficiencia Renal Crónica?

No, los valores de fósforo sanguíneo están elevados y el pescado es una buena fuente de este mineral. Los valores normales van de 2.4 a 4.1 miligramos por decilitro (mg/dL). Pero existen algunas consideraciones para que el examen no aparezca como falso positivo: No utilice antiácidos 24 horas antes, ningún suplemento de vitamina D, ni enemas o laxantes que contengan fosfato de sodio.

Otras condiciones pueden dar un fósforo elevado por lo que deben tenerse en cuenta como son la Enfermedad Hepática, Metástasis Ósea, y la Cetoacidosis Diabética.

¿Es importante conocer el potasio sanguíneo?

El potasio esta elevado en la Enfermedad Renal Crónica, normalmente sus niveles están controlados por la Hormona Aldosterona que reabsorbe por los túbulos renales agua y sodio y excreta potasio. Este Ion participa junto al calcio en fenómenos de movilización de nutrientes, secreción de hormonas, fase de relajación muscular entre otras.

Sus niveles pueden ser modificados si el paciente esta tomando Inhibidores de la enzima convertidora de angiotensina (IECA), como son el Enalapril y el Captopril, que al inhibir la hormona aumenta la excreción de agua y sodio, sin embargo el potasio no se excreta, otros diuréticos como son la Espironolactona, y las Tiazidas son ahorradores de potasio. También puede estar elevado en aquellos pacientes que reciben tratamientos antineoplásicos. El rango normal está entre 3,7 y 5,2 mEq/L. Por lo que debe uno saber cuales son sus cifras normales para comer ciertos alimentos.

¿Qué alimentos contienen potasio y no deben comerse?

Se tiene que tener en extremo cuidado con los cítricos, los frijoles, los plátanos, los tomates, la miel y productos en conserva. Existe en la Enfermedad Renal Crónica una condición que hace que el potasio se mantenga muy elevado y esto puede producirle vómitos, diarreas, y fatiga muscular, además de disminución de las pulsaciones del corazón.

¿Para que es bueno el magnesio?

Es importante para mantener las funciones nerviosas y musculares, ayuda a fortalecer los huesos, controla los latidos cardiacos, también regula los niveles de azúcar en sangre y la tensión arterial. Sus valores normales es de 1.7 a 2.2mg/dl. Sin embargo el magnesio esta elevado en la Enfermedad Renal Crónica, por lo que el enfermo debe ser muy medido a la hora en consumir alimentos ricos en magnesio.

¿Qué alimentos contienen magnesio?

Los frutos secos son una buena fuente de magnesio, en especial las almendras que tienen 1.225 miligramos de magnesio por cada 500 gramos de almendras secas sin cáscara. Las avellanas, los pistachos, nueces y maní aportan entre 650 y 850 miligramos por cada 500 gramos.

Las verduras son también una buena fuente para cubrir las necesidades de magnesio. Especialmente la espinaca y todas las verduras de la misma familia como la acelga, aportan unos 400 miligramos por porción. La remolacha, el tomate y el perejil también tienen una buena cantidad de magnesio, pero se debe tener cuidado con su concentración de potasio.

¿Cómo entender el problema de la albúmina?

Se trata de una proteína producida en el hígado y que forma parte del plasma sanguíneo. Sirve de transporte para hormonas, medicamentos, minerales y enzimas. Por sus características impide que la sangre se filtre hacia tejidos estableciendo un intercambio entre ambos medios. Los valores normales en sangre son de 3.4 a 5.4 gramos / dl. En la Enfermedad Renal Crónica la podemos encontrar como albúmina cuantificable en orina y bajas Proteínas Totales en sangre. La recomendación es consumir la clara del huevo que es el alimento más rico en esta proteína.

¿El sodio esta elevado en la Enfermedad Renal Crónica?

Contrario a lo que se piensa, el sodio no esta elevado. Pero consumirlo significa retener agua en una enfermedad en la que no se puede excretar el exceso de agua, que tiene mal distribuida el paciente y le esta produciendo hipertensión y edema.

¿Puede un paciente con Enfermedad Renal Crónica consumir grasas?

Las grasas son macromoléculas, formadas por fosfolípidos, colesterol y triglicéridos. El colesterol participa en la formación de las hormonas sexuales, los triglicéridos en la obtención de energía, pero los fosfolípidos son el componente fundamental de las membranas celulares, trasporte de enzimas, minerales y proteínas. Lo ideal seria consumir los aceites provenientes de semillas, que por extracción en frío, es decir bajo presión, drenan su aceite. Pero este método solo permite extraer un 30%, por lo que se somete ese otro 70% a una dilución con hexano-gasolina-y después a una temperatura de 150 grados centígrados donde se filtra. Este es el proceso de los aceites refinados, que como comprenderán elimina todo lo útil que pudiéramos encontrar en sus componentes naturales.

También debemos agregar que los pacientes con Enfermedad Renal Crónica tienen niveles altos de colesterol y triglicérido.

El colesterol total es una medida importante tanto del colesterol malo como del bueno. Se hacen otros exámenes de laboratorio para medir las cantidades específicas del colesterol bueno (HDL) y del colesterol malo (LDL). Es preferible un análisis del colesterol, incluyendo LDL y HDL, bajo ciertas circunstancias.

Los valores del colesterol total que aparecen a continuación se utilizan para elegir la terapia:

Deseable: por debajo de 200 miligramos por decilitro (mg/dL) (4 a 6.6mmol/l)

Intermedio alto: 200 a 239 mg/dL

Alto riesgo: 240 mg/dL y superior

Los valores de Triglicéridos son: 10-150 mg/dL (los números más bajos son mejores).También puede encontrase valores en miliosmol por litro (1.4 en la mujer y 1.8 en el hombre)

¿Qué es el HDL?

Significa lipoproteína de alta densidad y, algunas veces, también se denomina colesterol "bueno". Los estudios tanto de mujeres como de hombres han mostrado que cuanto mayor sea el nivel de HDL, menor será el riesgo de sufrir de infarto del miocardio y Accidente Vascular Encefálico. La principal función del HDL es ayudar a absorber el exceso de colesterol de las paredes de los vasos sanguíneos y llevarlo al hígado, donde es descompuesto y eliminado del cuerpo en la bilis.

En general, el riesgo de cardiopatía, incluyendo un ataque cardíaco, se incrementa si el nivel de HDL es menor de 40 mg/dL.Sin embargo existirá un nivel de protección cuando las cifras están por encima de 60 mg/dl.

¿Cómo se interpreta el LDL?

Es una lipoproteína de baja densidad y, algunas veces, también se le denomina colesterol "malo". Las lipoproteínas están hechas de grasa y proteína. Ellas transportan el colesterol, los triglicéridos y otras grasas, llamadas lípidos, en la sangre a diversas partes del cuerpo.

Un nivel saludable de LDL es el que alcanza un rango óptimo o cerca de un nivel óptimo.

Óptimo: menos de 100 mg/dL (menos de 70 mg/dL para personas con antecedentes de cardiopatía o aquellos con un riesgo muy alto de enfermedad ateroesclerótica)

Cerca de un nivel óptimo: 100 a 129 mg/dL

Limítrofe alto: 130 a 159 mg/dL

Alto: 160 a 189 mg/dL

Muy alto: 190 mg/dL y superior

Los triglicéridos, el colesterol y LDL, están elevadas en la Enfermedad Renal Crónica. Por lo que debe evitarse productos refinados, el habito de fumar, las carnes rojas, los dulces, refrescos gaseados, la yema del huevo y el sedentarismo.

¿Existe alguna Fisioterapia para mejorar el volumen de orina?

Si, la llamo Falla Predecible. Se me ocurrió mientras observaba el funcionamiento de los sistemas de protección contra incendios. Estos procedimientos están equipados de un tubo de vidrio con un líquido que hace que este se rompa cuando su interior alcanza una temperatura de 60 grados centígrados. Este tubo actúa como un tapón que obstruye la vía de agua, al calentarse el líquido y explotar el agua sale al exterior y sofoca al fuego.

Si disminuimos la temperatura general del local donde se encuentra un Paciente con Enfermedad Renal Crónica (8 a 10 grados), el riñón aumenta su diuresis porque no tiene perdidas a través del sudor. Pero al mismo tiempo si colocamos calor sobre la región lumbar del paciente se produce dilatación de las arteriolas renales y este aumento del flujo también mejora el volumen de orina filtrado.

¿Por qué hay anemia en la Enfermedad Renal Crónica?

En el riñón existe una hormona llamada Eritropoyetina, que participa en la formación de la hemoglobina. Al estar enfermo el órgano las concentraciones de esta hormona es baja. Además esta disminuido la biodisponibilidad del hierro y de los alimentos que contienen el mismo.

Otro elemento es la urea salival que esta aumentada y que al ser tragada es degrada en el estomago en amonio que bloquea la secreción de acido clorhídrico produciendo mala absorción del hierro contenido en los alimentos.

¿Debemos tomar antiácidos para las molestias gástricas?

Las molestias gástricas son producidas por gastritis urémicas, y los antiácidos como explicamos anteriormente pueden contribuir a la anemia.

¿Cómo reponemos la albumina que se pierde, sin tener que consumir carne?

Lo mencionamos antes, la clara del huevo es de un valor insustituible, también lo es el consumo de los frutos oleaginosos, estos son Alimentos plásticos, es decir adecuados para la construcción de tejidos, pero también energéticos, por la gran cantidad de grasas que contienen. Iniciaremos sugiriendo a los cacahuetes, que desde el punto de vista botánico deben clasificarse como leguminosas, pero por su composición y propiedades se consideran frutos oleaginosos, estos son de los más concentrados y ricos en albúmina y grasas, contienen casi tanta albúmina como la carne. Las almendras es otro de los frutos oleaginosos, muy apropiado por sus cualidades nutritivas, fuera de su riqueza en albúminas y grasas contienen suficientes minerales y en especial fósforo, por lo que debe comerse con cuidado en pacientes con Enfermedad Renal Crónica, sugerimos para ellos realizar un ionograma para ver la valor del fósforo .

Es recomendable especialmente para los niños, por su riqueza en albúmina y por ser un Alimento de construcción y crecimiento. Las nueces es otro alimento plástico que contiene un 15% de albúmina, y tiene una influencia tónica sobre los órganos genitales, también aumenta la secreción de la leche materna, su albúmina tiene como la de todos los frutos oleaginosos, la ventaja de no producir tóxicos o el ácido úrico que produce la leche, pero no todos las digieren bien. Las frutas secas se combinan muy bien con los frutos oleaginosos, Por ejemplo: Comer Higos y Nueces, Pasas y Almendras, Ciruelas y Avellanas, etc. También se pueden poner en la sopas de Trigo, Cebada o Avena, según el gusto de cada individuo.

¿Qué se puede hacer cuando los triglicéridos están elevados?

Los frutos secos se caracterizan por su elevado contenido en ácidos grasos de tipo cardiosaludable dado que, en la mayoría de ellos, predomina con mucho el ácido oleico. Este ácido graso, característico de la "dieta mediterránea", constituye alrededor del 70% de los ácidos grasos presentes en las almendras y las avellanas, mientras que representa una proporción sensiblemente inferior en los pistachos y los piñones (alrededor del 45%) y mucho menor en las nueces (alrededor del 15%). De esta forma, el péptido característico de este tipo de lipoproteínas (el péptido apoB-100) mantiene, en una mayor proporción, su configuración natural con lo que dichas lipoproteínas son reconocidas y captadas mayoritariamente por los receptores celulares reduciendo el riesgo de que infiltren, en cantidades significativas, la pared de los vasos sanguíneos. De esta manera, se reduce al mínimo la cantidad de lipoproteínas "oxidadas" y el impacto negativo de estas partículas, especialmente agresivas para la pared celular.

La presencia de este tipo de sustancias, protectoras frente a la acción lesiva de los radicales libres, confiere a los frutos secos un efecto cardiosaludable adicional .Los frutos secos contienen una notable proporción de proteína, que oscila entre el 19% de las almendras y el 14% de los piñones, con unos altos niveles de arginina y una proporción relativamente baja de lisina.

El elevado contenido en arginina, de manera especial en las nueces, constituye un factor positivo dado el papel que juega este aminoácido en la formación de óxido nítrico, un potente vasodilatador capaz, además, de reducir la adhesión y la agregación de las plaquetas sobre el endotelio vascular.

¿Es importante el consumo de acido fólico?

Las avellanas y las nueces son los frutos secos que muestran un mayor contenido en ácido fólico, seguidos de los piñones, los pistachos y las almendras.

Aparte de sus acciones sobre el desarrollo y la maduración de las células de la sangre y el adecuado funcionamiento del sistema nervioso, el ácido fólico desempeña un papel crucial en el metabolismo de la homocisteína dando lugar a una significativa reducción en la concentración de la misma, lo que contribuye a amortiguar el impacto negativo de este compuesto y, con ello, el ritmo de progresión del proceso aterosclerótico.

¿Que debe saber sobre medicamentos un paciente con Enfermedad Renal Crónica?

Cuando un fármaco ingresa al organismo, pasa de un compartimento a otro hasta alcanzar un estado de equilibrio. Este proceso se denomina distribución. Para su estudio debe valorarse dos parámetros: La unión a las proteínas plasmáticas y el volumen de distribución. Estos dos parámetros se encuentran alterados en los pacientes con Enfermedad Renal Crónica.

La unión a las proteicas se encuentra modificada para fármacos de carácter acido, por la existencia de bajo niveles de albumina:(Fenobarbital,cefalosporinas,cloxacilina,difenilhidantonina,furosemida,aspirina,valproato,teofilinas,naproxenos,Penicilina G, y walfarina) con retención de valencias acidas. Esto determina un incremento de la Fracción libre del fármaco con la aparición de las manifestaciones toxicas.

Esto se traduce en una menor necesidad de grandes dosis para estos fármacos.

¿Qué medicamentos tiene una sobrevida de más de 24 horas en el Enfermo renal Crónico?

Es una pregunta importante ejemplo:

Medicamento: Semivida ERC Amikacina normal 2.5-3 horas—30h

Captopril normal 2 horas -21-32 h

Digoxina normal 30 horas -80-100h

Enalapril normal 24-35horas 40-60 h

Torasemida normal 2-4 horas 3-60h
Esto vuelve a la interrogante de que muchas de las reacciones que se producen en el enfermo renal se deben a las reacciones adversas.

Ante esto debe hacerse algunas preguntas:

-¿Qué función renal tengo?

-¿Necesito realmente el fármaco?

--¿Es posible seleccionar alguno que no ocasione problema?
Una de las complicaciones de la Enfermedad Renal Crónica es la Hipertensión,

¿Cómo se trata con diuréticos cuando existen edemas?

Cosas a tener en cuenta:

-Su mayor semivida o potencia en sangre.

-Los ahorradores de potasio no deben ser utilizados.

Existen diuréticos de alta potencia como son la Furosemida, bumetamida y torasemida, estos tienen recomendaciones observadas en el tema anterior y los de baja potencia son Hidroclorotiazida, clortalidona, espironolactona, manitol y acetazolamida.

Sin embargo con respecto a su duración menos de 8 horas: Furosemida, bumetamida .Duración media de 12-24 horas: torasemida, Hidroclorotiazida, acetazolamida, triantereno, xipamida. Más de 24 horas tenemos la clortalidona y la espironolactona.

Por el Mecanismo de Acción:

-Inhibidores de la Anhidraza carbónica (retiene agua y sodio): Acetazolamida.

-Osmóticos: Manitol.

-Inhibidores del co transportador sodio, potasio, cloro: Furosemida, acido etacrinico y torasemida.

- Inhibidores del co transportador sodio y cloro: Hidroclorotiazida y clortalidona.

-Ahorradores de potasio: Espironolactona, Amilorida, triantereno, clorotiazida, indapamina y el manitol que puede producir por retención de agua Edema pulmonar.

¿Cómo son los edemas renales?

Aparecen en las dos piernas, por la mañana, fríos, y como si presionáramos un bloque de mantequilla.

¿De que se deriva la impotencia en el hombre con Enfermedad Renal Crónica?

La causa fundamental es la anemia que produce efectos sobre la actividad física y el sistema cardiovascular. Lo ideal es controlar estos parámetros asistiendo al medico para descubrir con las cifras de hemoglobina como se encuentra la producción de glóbulos rojos.

¿Qué recomendaciones debe tener un paciente para evitar la anemia?

Consumir hortalizas con alto contenido en hierro y algunos suplementos L-carnitina, vitamina B6, B12 y ácido fólico.

¿Cómo se trata la Enfermedad Renal Crónica?

Controlar la presión arterial es la clave para retrasar el daño mayor al riñón.

Los inhibidores de la enzima convertidora de angiotensina (IECA) y los bloqueadores de los receptores de angiotensina (BRA) se emplean con mayor frecuencia.

El objetivo es mantener la presión arterial en o por debajo de 130/80 mmHg.

Otros consejos para proteger los riñones y prevenir cardiopatía y accidente cerebrovascular:

No fumar

Consumir comidas bajas en grasa y colesterol

Hacer ejercicio regular (hable con el médico o enfermera antes de empezar)

Tomar fármacos para bajar el colesterol, si es necesario

Mantener el azúcar en la sangre bajo control.

¿Qué recomendaciones se puede ofrecer al paciente con Enfermedad renal crónica?

Hable con el nefrólogo antes de tomar cualquier medicamento de venta libre, vitamina o suplemento herbario. Cerciórese de que todos los médicos que usted visita sepan que usted padece enfermedad renal crónica.

Sugerencias

Medicamentos especiales llamados enlaces de fosfato, para ayudar a evitar que los niveles de fósforo se vuelvan demasiado altos.

Tratamiento para la anemia, como hierro extra en la alimentación, comprimidos de hierro, inyecciones especiales de un medicamento llamado eritropoyetina y transfusiones de sangre.

Calcio y vitamina D extra (siempre hable con el médico antes de tomarlos)

Puede ser necesario limitar la ingesta de líquidos

El médico le puede recomendar una dieta baja en proteínas

Es posible que tenga que restringir la sal, el potasio, el fósforo y otros electrolitos

Es importante obtener suficientes calorías si está bajando de peso

¿Hay cura para la enfermedad?

No hay una cura para la enfermedad renal crónica. Sin tratamiento, generalmente progresa a una enfermedad renal terminal. El tratamiento de por vida puede controlar los síntomas de esta enfermedad.

¿Cuáles son las posibles complicaciones?

Anemia

Sangrado del estómago o los intestinos

Dolor óseo, articular o muscular

Cambios en el azúcar de la sangre

Daño a los nervios de las piernas y los brazos (neuropatía periférica)

Demencia

Acumulación de líquido alrededor de los pulmones (derrame pleural)

Complicaciones cardiovasculares

insuficiencia cardíaca congestiva

arteriopatía coronaria

hipertensión arterial

pericarditis

accidente cerebrovascular

Niveles altos de fósforo

Niveles altos de potasio

Hiperparatiroidismo

Aumento del riesgo de infecciones

Daño o insuficiencia hepática

Desnutrición

Aborto espontáneo y esterilidad

Convulsiones

Debilitamiento de los huesos y aumento del riesgo de fracturas

¿Por qué el paciente con Enfermedad Renal Crónica también tiene gastritis?

Todo comienza con la formación del acido clorhídrico en la mucosa gástrica: La hormona Gastrina induce a la síntesis de Histidina Descarboxilasa lo cual permite un aumento de la producción de histamina en la mucosa gástrica que actúa sobre la Adenil ciclasa y convierte el ATP en Monofosfato de adenosina ciclico, este segundo mensajero activa la proteína Cinasa que fosforila a la Anhidraza carbónica y forma a partir del Agua y CO_2, acido Carbónico que dona un protón y forma acido Clorhídrico.

Por lo que es importante vigilar en pacientes con Enfermedad Renal síntomas como acides y regurgitaciones acidas.

¿Qué se debe saber de la hemodiálisis?

Cuando en un paciente, por un problema de insuficiencia renal aguda o crónica, los riñones dejan de funcionar, la diálisis permite realizar mediante equipos médicos, las funciones de los riñones.

Existen dos tipos diferentes de diálisis: hemodiálisis y diálisis peritoneal. La hemodiálisis consiste en filtrar el exceso de líquidos y las sustancias tóxicas del organismo mediante el paso de la sangre del paciente por un filtro periódicamente.

Es necesario recurrir a la diálisis cuando los riñones ya no son capaces de eliminar los desechos y el exceso de líquido en cantidades suficientes como para mantener sano al paciente. Generalmente, esto ocurre cuando los riñones funcionan al 5-15 % de lo normal.

Estos pacientes necesitarán diálisis por el resto de su vida, hasta que puedan entrar en un programa de trasplante renal.

¿Existe otra forma de afrontar la enfermedad cuando se indica la diálisis?

Un programa basado en una dieta curativa, que durante cinco días es capaz de disminuir las cifras de creatinina de forma tal que el paciente pase el peligro de la indicación de diálisis. Aborda conceptos sobre la globalización del conocimiento en lo que respecta dieta, toca elementos de nutrición desde el punto de vista occidental, macrobiótica, medicina natura y tradicional china y medicina Ayurvédica.

Desayuno: Una manzana.
Almuerzo y Cena
Cebolla, Apio Célery, Lechuga, Pepino, y Zanahoria.
MANZANA

Uno de los aspectos a controlar, necesariamente, en un paciente con insuficiencia renal, es la ingesta de líquidos diaria, para evitar su retención excesiva y la formación de edemas al no poder eliminarlos en forma de orina. En general, la ingesta diaria de líquidos recomendada es de unos 800 ml, ó 500 ml además de la cantidad de diuresis residual que mantenga (es decir que si orina 500 ml puede ingerir hasta 1000 ml).

¿Qué alimentos puedo incluir?

Pregunte al dietista cuánto potasio, fósforo, líquido y proteína usted debería consumir cada día. Su dietista le informará cuántas porciones usted puede consumir de cada uno de los grupos alimenticios listados abajo. La cantidad aproximada de estos nutrientes está en la lista enseguida de cada grupo alimenticio.

Almidones: Estos alimentos contienen alrededor de 2 gramos de proteína, 90 calorías, 80 mg de sodio, 35 mg de potasio y 35 mg de fósforo.

1 rebanada de pan (francés, italiano, con pasas, de centeno dietético o pan blanco de masa fermentada), un panecillo o una tortilla de 6 pulgadas

La ½ de pan para hamburguesa o para hot dog, pan inglés o una rosquilla pequeña

¾ de taza de cereal

½ taza de crema de arroz, crema de trigo, farina o sémola de maíz cocido

½ taza de pasta cocida (fideos, macarrón o espagueti) o arroz cocido

4 galletas sin sal (de 2 pulgadas)

1 ½ taza de palomitas de maíz sencillas

10 pretzels sin sal o 9 totopos de tortilla

10 galletas wafers de vainilla o 4 galletas de azúcar wafers, galletas dulces de mantequilla o galletas de azúcar

Verduras: Una porción de estos alimentos contiene alrededor de 1 gramo de proteína, 25 calorías, 15 mg de sodio y 20 mg de fósforo. La cantidad de sodio en la lista es para vegetales enlatados o preparados sin sal. Una porción equivale a ½ taza, a menos que se le indique otra cantidad.

Niveles bajos de potasio (menos de 150 mg):

Chícharos verdes o germen de soya

Repollo, coliflor o berenjena crudos

Pepino, cebolla o maíz enlatado

Toda clase de lechuga (1 taza)

1 zanahoria pequeña cruda o 1 tallo de apio crudo

Champiñones frescos y enlatados (los champiñones tienen 40 mg de fósforo o mas por porción)

Niveles medios de potasio (150-250 mg):
5 tallos de espárragos
Brócoli o apio
Vegetales mixtos
Chícharos verdes o arveja (Los chícharos tienen 40 mg de fósforo o mas por porción)
Calabaza o calabacín

Frutas: Una porción de estos alimentos contiene alrededor de ½ gramo de proteína, 70 calorías, y 15 mg de fósforo. Cada porción equivale a ½ taza, a menos que se indique otra cantidad.

Niveles bajos de potasio (menos de 150 mg):
Jugo de manzana, puré de manzana o 1 manzana pequeña
Arándanos azules
Arándanos rojos o cóctel de jugo de arándano
Peras enlatadas
Uvas o jugo de uvas
Duraznos o peras enlatados
Piña o fresas
1 mandarina
Sandía
Niveles medios de potasio (150-250 mg):
Duraznos o peras frescas
Cerezas
Mango o papaya
Toronja pequeña o jugo de toronja

Productos lácteos: Los siguientes alimentos tienen alrededor de 4 gramos de proteína, 120 calorías, 80 mg de sodio, 185 mg de potasio y 110 mg de fósforo.

½ taza de leche (descremada, con bajo contenido de grasa, entera, suero de leche o leche de chocolate)
½ taza de yogur natural o con sabor a fruta, helado de leche o helado tradicional
1 rebanada de queso

Sustitutos de la leche sin lactosa: Estos alimentos contienen ½ gramo de proteína, 140 calorías, 40 mg de sodio, 80 mg de potasio y 30 mg de fósforo. Una porción equivale a ½ taza de postre congelado sin lactosa, cubierto de postre congelado sin lactosa o crema deslactosada.

Carnes y otros alimentos con proteína: Estos alimentos contienen alrededor de 7 gramos de proteína, 65 calorías, 25 mg de sodio, 100 mg de potasio, y 65 mg de fósforo. No use sal cuando prepare estos alimentos.

1 onza de carne de res, puerco o aves de corral cocida
1 onza de pescado, fresco o congelado, langosta, camarón, almejas, atún, salmón o sardinas enlatadas sin sal
1 ½ onzas de cangrejo o ostra
1 huevo grande entero o 2 claras de huevos grandes, o ¼ de una taza de sustituto de huevo con bajo contenido de colesterol

Grasas: Estos alimentos tienen muy poca proteína y alrededor de 45 calorías, 55 miligramos de sodio, 10 miligramos de potasio y 5 miligramos de fósforo. Incluya las grasas saludables, como grasas no saturadas, las cuales aparecen abajo.

1 cucharadita de margarina o mayonesa
1 cucharadita de aceite (cártamo, girasol, maíz, soya, oliva, cacahuate, canola)
1 cucharada de aderezo para ensalada hecho con aceite (como el italiano) o 2 cucharadas de aderezo para ensaladas hecho con mayonesa (como el ranch)

¿Qué alimentos debo limitar o evitar?

Almidones: Los siguientes alimentos tienen sodio y fósforo agregados.

1 pequeño bizcocho o bollo
2 x 2 pulgadas cuadradas de pastel

1 panqueque o waffle (4 pulgadas)

½ taza de avena

½ taza de cereal integral o de salvado

1 pieza de pan de maíz

¾ de una onza de palitos o anillos de pretzel

4 galletas tipo sándwich

Carnes y alimentos con proteínas: Las siguientes carnes y quesos tienen alto contenido de sodio.

1 onza de carne fría para sándwich como jamón, pavo o carne asada

1 onza de salmón o sardinas enlatadas

¼ de taza de queso requesón

Queso procesado, como queso americano y pastas de queso

Carnes ahumadas o curadas, como carne preparada con maíz, tocineta, jamón, perros calientes, y salchichas

Verduras: Los siguientes vegetales son altos en potasio. Cada porción contiene más de 250 mg de potasio. Una porción equivale a ½ taza, a menos que se indique otra cantidad.

Alcachofa o ¼ de un aguacate

Coles de Brusela u ocra

Papas

Espinaca

Camote (el camote contiene 40 mg de fósforo o mas por porción)

Tomates, jugo de tomate con bajo contenido de sodio y jugo de tomte regular o ¼ de una taza de puré de tomate

Calabaza

Betabeles frescos

Frutas: Las siguientes frutas son altas en potasio. Cada porción contiene más de 250 mg de potasio.

1 taza de albaricoques enlatados o frescos, o 5 albaricoques secos

1 nectarina pequeña (2 pulgadas de ancho)

1 naranja pequeña o ½ taza de jugo de naranja

¼ de taza de dátiles
â…› de taza de melón dulce
1 plátano pequeño
½ taza de jugo de ciruela pasa o 5 ciruela pasas

Grasas: Limite el consumo de grasas no saludables, como las grasas saturadas, las cuáles están en la lista de abajo.

1 cucharadita de mantequilla
2 cucharadas de coco
1 cucharada de crema en polvo para café
1 cucharadita de manteca sólida

Otros: Los siguientes alimentos tienen alto contenido de sodio.Comidas y sopas congeladas y alimentos rápidos, como las hamburguesas y la pizza (vea la etiqueta para el tamaño de la porción)

Sal sazonada, como sal de cebolla o ajo
Salsa de barbacoa, catsup, mostaza y salsa de chile
2 aceitunas verdes medianas o 3 aceitunas negras grandes
Salsa de soya , salsa para carne y salsa teriyaki

¿Qué otras pautas para la diete debo seguir?

Podría ser necesario que usted tome un suplemento vitamínico y mineral (como calcio). Tome únicamente el suplemento que su médico le recomiende.

Evite el uso de los sustitutos de la sal porque contienen potasio. Ellos podrían provocar que aumenten excesivamente los niveles de potasio en la sangre.

Cuando vaya de compras, lea la información nutricional que viene en las etiquetas de los alimentos. Esta información también podría ayudarle a seguir la dieta para insuficiencia renal. Solicite a su médico mayor información sobre la forma de leer las etiquetas de los alimentos.

¿Cuáles son los riesgos de no seguir la dieta para la insuficiencia renal?

Podría tomarle un tiempo para aprender a seguir la dieta para la insuficiencia renal. Si no come suficientes alimentos, podría no obtener las calorías, proteínas y otros nutrientes que el cuerpo necesita. podría perder peso. Usted puede perder peso. Si no sigue la dieta para la insuficiencia renal, los riñones trabajarán mas. Esto podría provocar que una insuficiencia renal total suceda mas pronto. Si tiene isnuficiencia renal total, necesitará recibir tratamientos de diálisis.

¿Cuándo debo comunicarme con mi médico?

- Usted aumenta o baja de peso rápidamente.
- Le falta el aire.
- Tienen náuseas y vómitos.
- Usted se siente muy débil y cansado.
- Tiene dificultad para seguir la dieta para la insuficiencia renal.

Acuerdos sobre su cuidado:

Usted tiene el derecho de ayudar a planear su cuidado. Discuta sus opciones de tratamiento con sus médicos para decidir el cuidado que usted desea recibir. Usted siempre tiene el derecho de rechazar el tratamiento. Esta información es sólo para uso en educación. Su intención no es darle un consejo médico sobre enfermedades o tratamientos. Consulte con su médico, enfermera o farmacéutico antes de seguir cualquier régimen médico para saber si es seguro y efectivo para usted.

REFERENCIAS

1-Tolkoff-Rubin N. Treatment of irreversible renal failure. In: Goldman L, Ausiello D, eds. Cecil Medicine. 23rd ed. Philadelphia, Pa: Saunders Elsevier; 2007: chap 133.

2-Mitch WE. Chronic kidney disease. In: Goldman L, Ausiello D, eds. Cecil Medicine. 23rd ed. Philadelphia, Pa: Saunders Elsevier; 2007: chap 131.

3-KDOQI. KDOQI Clinical Practice Guideline and Clinical Practice Recommendations for anemia in chronic kidney disease: 2007 update of hemoglobin target. Am J Kidney Dis. 2007; 50:471-530.

4-KDOQI; National Kidney Foundation II. Clinical practice guidlines and clinical practice recommendations for anemia in chronic kidney disease in adults. Am J Kidney Dis. 2006;47(5 Suppl 3):S16-S85.

5-Kidney Disease Outcomes Quality Initiative (K/DOQI). K/DOQI clinical practice guidelines on hypertension and antihypertensive agents in chronic kidney disease. Am J Kidney Dis. 2004; 43(5 Suppl 1):S1-S290.

6-Simerville JA, Maxted WC, Pahira JJ (Marzo 2005). «Urinalysis: a comprehensive review». American family physician 71: pp. 1153–62. PMID 15791892. http://www.aafp.org/afp/20050315/1153.html.

7- Ravel, R,Laboratorio Clínico - Aplicaciones de los datos clínicos de laboratorio. Río de Janeiro: Editora Guanabara Koogan, sexta edición de 1997.

8-Ryan, K . J. (ed),Sherri la Microbiología - Introducción a las enfermedades infecciosas.Connecticyt, EE.UU.: Appleton & Lange, tercera edición. 1994. ISBN 0-8385-8542-6.

9-European Best Practice Guidelines. Nephrol Dial Transplant 2002. 17 (Suppl 7):7-15

10-Obrador GT, Pereira BJG. Initiation of diálisis: Current trends and the case for timely initiation. Perit Dial Int 2000;20(suppl 2):S142-S149.

11-Bonomini V, Feletti C, Scolari MP, Stefoni S. Benefits of early initiation of diálisis. Kidney Int 1985;28(suppl 17):S57-S59

12-Kuhlmann MK, Heckmann M, Riegel W, Köhler H. Evaluation of renal Kt/V as a marker of renal function in predialysis patients. Kidney Int 2001;60:1540-1546

13-Rodrigo E, Martín de Francisco AL, Escallada R, Ruiz JC, Fresnedo GF, Piñera C, Arias M. Measurement of renal function in pre-ESRD patients. Kidney Int 2002;61(suppl) 80:S11-S17

14-Edinum J, Derkx FHM. Cystatin for estimation of glomerular filtration rate?. Lancet 2000;356:1624-1625

15-Levey AS. Measurement of renal function in chronic renal disease. Kidney Int 1990;38:167-184.

16-Walser M. Assessing renal function from creatinine measurements in adults with chronic renal failure. Am J Kidney Dis 1998;32:23-31.

17-Levey AS, Bosch JP, Lewis JB et al. A more accurate method to estimate glomerular filtration rate from serum creatinine: A new prediction equation. Ann Intern Med 1999;130:877-884.

18-Caravaca F, Arrobas M, Luna E, Naranjo M, Pizarro JL, Sánchez-Casado E Diferencias entre la tasa de filtrado glomerular estimada por la ecuación MRDR y la media del aclaramiento de creatinina y urea en pacientes no seleccionados con insuficiencia renal crónica Nefrología 2002;22(5):432-437.

19-Lubowitz H, Slatopolsky E, Shankel et al. Glomerular filtration rate: Determination in patients with chronic renal failure. Kidney Int 1988;199:100-104.

20-Van Acker BAC, Comen GCM, Koopman MG et al. Creatinine clearance during cimetidine administration for measurement of glomerular filtration rate. Lancet 1992;340:1326-1329.

21-Hilbrands L, Artz MA, Wetzels JF, Koene RA. Cimetidine improves the reliability of creatinine as a marker of glomerular filtration. Kidney Int 1991;40:1171-1176.

22-Tattersall J, Greenwood R, Farrington K Urea kinetics and when to commence diálisis. Amm J Nephrol 1995;15:283-289

23-NFK-DOQI Clinical practice guidelines for peritoneal diálisis adequacy: Update 2000. amJ Kidney Dis 2001;37(suppl)S68-S71

24-Burkart JM. Clinical experience: How much earlier should patients really start renal replacement therapy) J Am Soc Nephrol 1998;9(suppl) S118-S123

25-Churchill DN, Taylor DW, Keshaviah PR. Adequacy of diálisis and nutrition in continuos peritoneal diálisis: Association with clinical outcomes. J Am Soc Nephrol 1996; 7:198-207

26-Kuhlmann MK, Heckmann M, Riegel W, Köhler H. Evaluation of renal Kt/V as a marker of renal function in predialysis patients.. Kidney Int 2001;60:1540-1546

27-Jansen MAM, Korevaar JC, Dekker FW et al Renal function and nutritional status at the start of chronic diálisis treatment. J Am Soc Nephrol 2001;12:157-163

28-Kopple JD. The nutrition management of the patient with acute renal failure. J Parenter Enteral Nutr 1996;20:3-12.

29-Kopple JD, Berg R, Houser H, Steiman TI, Teschan P. Nutritional status of patients with different levels of chronic renal insufficiency. Modification of Diet in Renal Diseas (MDRD). Study Group. Kidney Int 1989; Suppl 27:S184-S194

30-Pollock CA. Protein intake in renal disease. J Am Soc Nephrol 1997;8:777-783.

31-Ikizler TA, Greene JH, Wingard RL, Parker RA, Hakim RM. Spontaneous dietary protein intake during progression of chronic renal failure. J Am Soc Nephrol 1995;6:1386-1391.

32-Hakim RM, Lazarus JM Initiation of diálisis. J.Am Soc Nephrol 1995;6:1319-1328

33-Blumenkrantz MJ, Kopple RA, Chan YK, Barbour GL, Roberts C, Shen FH, Gandhi VC, Tucker CT, Curtis FK, Coburn JW. Methods for assessing nutritional status of patients with renal failure. Am J Clin Nutr 1980;33:1567-1585.

34-Ahmed KR, Kopple RD. Nutrition in maintenance hemodialysis patients: In Kopple JD, Massry SG (eds): Nutritional Management of renal disease. Baltimore MD, Williams and Wilkins 1998, pp 563-600

35-Lowrie EG, Huang WH, Lew NL. Death risk predictors among peritoneal dialysis and hemodialysis patients: A preliminary comparison. Am J Kidney Dis 1995;26:220-228.

36-Goldwasser P, Mittman M, Antignani A, Burrell D, Michel MA, Collier J, Avram MM. Predictors of mortality in hemodialysis patients. J Am Soc Nephrol 1993;3:1613-1622.

37-Barret BJ, Parfrey PS, Morgan J, Barre P, Fine A, Goldstein MB, Handa SP, Jindal KK, Kjellstrand CM, Levin A, Mandin H, Muirhead N, Richardson RM. Predictor of early death in end-stage renal disease patients starting dialysis. Am J Kidney Dis 1997;29:214-222.

38-Iseki K, Uehara H, Nishime K, Tokuyama K, Yoshihara K, Kinjo K, Shiohira Y, Fukiyama K. Impact of the initial levels of lavoratory variables on survival in chronic dialysis patients. Am J Kidney Dis 1996;28;541-548

39-Blumenkrantz MJ, Kopple JD, Moran JK, Coburn JW: Metabolic balance continous ambulatory peritoneal dialysis. Kidney Int 1982;21:849-861

40-Maiorca R, Brunori G, Zubani R, Cancarini GC, Manili L, Camerini C, Movilli E, Pola A, d´Avolio G, Gelatti U. Predcitve value of cialysis adecuacy and nutritional indices for mortality and morbility in CAPD and HD patients. A longitudinal study. Nephrol Dial Transplant 1995;102295-2305.

41-Bonomini V, Feletti C, Scolari MP, Stefoni S. Benefits of early initiation of dialysis. Kidney Int Suppl 1985;17-S57-S59

42-Fenton SS, Johnston N, Delmore T, Detsky AS, Whitewell J, O´Sullivan R, Cattran DC, Richardson RM, Jeejeebhoy KN. Nutritional assessment of continous ambulatory peritoneal dialysis patients. ASAIO Trans 1987;33:650-653.

43-Fouque D, Laville M, Boissel JP, Chiffllet R, Labeeuw M, Zech PY. Controlled low protein diets in chronic renal insufficiency: Meta-analysis. BMJ 1992;304:216-220.

44-Rodríguez JA, Lopez-Pedret J, Piera L. El acceso vascular en España: análisis de su distribución, morbilidad y sistemas de monitorización.. Nefrología 2001;21(1):45-51

45-Pison RL, Young EW, Dykstra DM, Greenwood RN, Hecking E, Gillespie B, Wolfe RA, Goodkin DA, Held PJ: Vascular access use in Europe and United States: Results from the DOPPS: Kidney Int. 2002 61:305-316

46-Adams MB, Majewski JT, Kiselow MC, Kauffman HM Jr. Diabetic vascular access. Dial Transplant 1986;15:307-308

47-Combe Ch, Pisoni RL, Port FK, Young EW, Canaud B, Mapes DL, Held PJ. Diálisis outcomes and practice patterns study: Données sur l'utilisation des catheters veineux centraux en hémodialysise chronique.- Nephrologie 2001;22,8:379-384

48-Windus DW, Jendrisak MD, Delmez JA. Prosthetic fistula survival and complications in hemodiálisis patients: Effects of diabetes and age. Am J. Kidney Dis 1992;19:448-452

49-Dhingra RK, Young EW, Hulbert-Shearon TE, et al. Type of vascular access and mortality in U.S. hemodiálisis patients. Kidney Int 2001;60:1443-1451

50-Konner K, Hulbert-Shearon EH, Roys EC, Port FK. Tairoring the initial vascular access for diálisis patients. Kidney Int 2002;62:329-338

51-Glanz S, Bnashist B, Gordon DH, Butt K, Adamsons R. Axillary and subclavian vein stenosis: Percutaneous angioplasty. Radiology 1988;168:371-373

52-Sands J, Young S, Miranda C,. The effect of Doppler flow screening studies and elective revisions on diálisis access failure. ASAIO 1992;38:M524-M527

53-Tordoir JHM, Hoeneveld H, Eikelboom BC, Kitslaar PJEHM. Duplex ultrasound scanning in the assessment of the development of complications in arterio-venous fistulae for hemodialysis. Eur J Vasc Surg 1990;4:179-184.

54-Fukagawa M, Kurokawa K, Papadakis MA. Fluid & electrolyte disorders. In: McPhee SJ, Papadakis MA, Tierney LM Jr. Current Medical Diagnosis and Treatment 2007. New York, NY: McGraw Hill; 2007.

55-Wysolmerski JJ, Insogna KL. The parathyroid glands, hypercalcemia, and hypocalcemia. In: Goldman L, Ausiello

D, eds. Cecil Medicine. 23rd ed. Philadelphia, Pa: Saunders Elsevier; 2007:chap 266.

56-Lim LS, Hoeksema LJ, Sherin K; ACPM Prevention Practice Committee. Screening for osteoporosis in the adult U.S. population: ACPM position statement on preventive practice. Am J Prev Med. 2009;36:366-375.

57-National Osteoporosis Foundation. Clinician's Guide to Prevention and Treatment of Osteoporosis. Washington, D.C.: National Osteoporosis Foundation; 2008.

58-Yu SLA. Disorders of magnesium and phosphorous. In: Goldman L, Ausiello D, eds. Cecil Medicine. 23rd ed. Philadelphia, PA: Saunders Elsevier; 2007:chap 120.

59-Seifter JL. Potassium disorders. In: Goldman L, Ausiello D, eds. Cecil Medicine. 23rd ed. Philadelphia, Pa: Saunders Elsevier; 2007:chap 118.

60-Klemm KM, Klein MJ. Biochemical markers of bone metabolism. In: McPherson RA, Pincus MR, eds. Henry's Clinical Diagnosis and Management by Laboratory Methods. 21st ed. Philadelphia, Pa: Saunders Elsevier; 2006:chap 15.

61-Berk PD, Korenblat KM. Approach to the patient with jaundice or abnormal liver test results. In: Goldman L, Ausiello D, eds. Cecil Medicine. 23rd ed. Philadelphia, Pa: Saunders Elsevier; 2007:chap 150.

62-Expert Panel on Detection, Evaluation, and Treatment of High Blood Cholesterol in Adults. Executive summary of the third report of the National Cholesterol Education Program (NCEP) expert panel on detection, evaluation, and treatment of high blood cholesterol in adults (Adult Treatment Panel III). JAMA. 2001;285:2486-2497. Updated 2004.

63-Semenkovich CF. Disorders of lipid metabolism. In: Goldman L, Ausiello D, eds. Cecil Medicine. 23rd ed. Philadelphia, Pa: Saunders Elsevier; 2007:chap 217.

64-U. S. Preventive Services Task Force. Screening for lipid disorders in adults: U.S. Preventive Services Task Force recommendation statement. Rockville (MD): Agency for Healthcare Research and Quality (AHRQ); 2008 Jun.

.:

65- Levin A: How should anaemia be managed in pre-dialysis patients? Nephrol Dial Transplant 1999;14(Suppl 2):66-74. [Resumen]

66- Horl WH. Is there a role for adjuvant therapy in patients being treated with epoetin? Nephrol Dial Transplant 1999;14(Suppl 2):50-60 `Resumen]

67- NFK-DOQITM Work Group. NFK-DOQITM clinical practice guidelines for the treatment of anemia of chronic reanal failure. Am J Kidney Dis 1997;30 (Suppl 3): S192-S240